NOTICE

HISTORIQUE & THÉRAPEUTIQUE

SUR LES EAUX

MINÉRALES ET THERMALES

DE

NEYRAC

(ARDECHE)

par M. le docteur Morin

Médecin-Major au 57ᵉ de Ligne, Chevalier de la Légion d'honneur,
auteur d'un ouvrage sur les **bains de mer** etc., etc.

PRIVAS

IMPRIMERIE Vᵛᵉ GUIREMAND. — R. VIGNAL, GÉRANT.

1868

NOTICE

HISTORIQUE & THÉRAPEUTIQUE

SUR

LES EAUX MINÉRALES ET THERMALES

DE NEYRAC

Arrondissement de Largentière, canton de Thueyts, commune de Meyras (Ardèche).

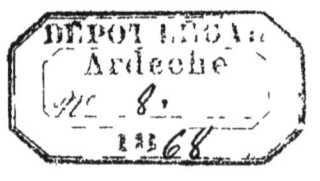

Ire PARTIE.

NOTICE HISTORIQUE

L'établissement thermal de Neyrac, situé sur la rive droite de l'Ardèche, dans un gracieux vallon, de forme circulaire, qui a son embouchure dans la rivière, se trouve dans les meilleures conditions de site, de climat, de salubrité, et de richesse en Eaux minérales. L'aspect de ce pays, qui rappelle, par ses larges coulées de laves et de basaltes, les immenses soulèvements volcaniques des montagnes du Vivarais, décrits avec tant de soin par Faujas de Saint-Fond et Giraud-Soulavie, offre au géologue, au minéralogiste et au touriste, un attrait de plus d'un genre. La grande quantité de gaz acide carbonique qui se dégage incessamment autour des sources, soit à l'état libre, soit à l'état de combinaison, en formant dans ce dernier cas, des bi-carbonates avec excès d'acide, donne quelque crédit à l'opinion de M. Dalmas, qui croit à l'existence de volcans mal éteints dans cette partie du Vivarais. En effet, sans parler des moffettes historiques (situées à la base même de la montagne formée par l'ancien volcan aujourd'hui éteint du *Soulhol*), à quelques mètres des sources de Neyrac, il existe encore jusque dans l'Ardèche, quelques sources minérales que décèlent le gaz acide carbonique et les dépôts de carbonate de chaux et de magnésie que l'on observe dans les excavations des roches granitiques du lit de la rivière. (1)

L'usage des Eaux minérales de Neyrac remonte à la plus haute antiquité.

Le *Courrier de la Drôme et de l'Ardèche*, dans son n° du 30 août 1851, fait dériver l'éthymologie de Neyrac, du mot, *ac*, eau, *aqua* et de l'adjectif *nereia*, de Nérée, Dieu des Eaux.

Une piscine Gallo-Romaine, dont un mur de 7 mètres de longueur (*Opus recticulatum des Romains*) existant encore dans un état parfait de conservation, a été découvert dans les fouilles que l'on fit faire en 1852, au-dessus de la piscine dite des Lépreux. Des débris de pots Étrusques avec figures; deux médailles parfaitement conservées à l'effigie de l'Empereur Gordien le Pieux, qui régna de 230 à 238 de notre ère, un fragment de travestin ou dépôt formé par les eaux minérales en indiquaient clairement la date et la destination.

La tradition universelle répandue dans le département de l'Ardèche, plusieurs ouvrages, l'album du Vivarais par Albert-Duboys page 232, les souvenirs de l'Ardèche par Ovide de Valgorge, tome II, page 225, font remonter la piscine dite des Lépreux aux Croisades.

Dans un acte notarié qui porte la date de 1340, que l'on nous a communiqué, il est question des Bains et des Eaux de Neyrac.

Les guerres de Religion, qui ont ensanglanté le Vivarais vers la fin du XVIme et au commencement du XVIIme siècle,

---

(1) LEFORT, *Journal de pharmacie et de chimie*. Octobre 1857.

(en détruisant la Maladrerie de Neyrac, dont une tour, le passage couvert, et une enceinte fortifiée garnie de meurtrières Romanes existent encore), firent oublier Neyrac et ses Eaux pendant deux ou trois générations; et ce n'est que vers la fin du XVIIme siècle que l'on commença de nouveau à s'en occuper.

Le savant docteur Embri d'Aubenas, dans l'annuaire de l'Ardèche an XI (1802) pages 142 et 143, après avoir donné divers détails sur la température et les caractères physiques des Sources de Neyrac, ajoutait, d'après ses propres expériences (car il y avait traité et guéri un Lépreux), « que les Eaux « et les Bains de Neyrac deviendraient célèbres pour la gué- « rison des maladies cutanées. »

Enfin l'illustre professeur de Berlin, le remplaçant de Berzelius à l'Institut, M. Mischeslichs qui a visité Neyrac, en trois reprises différentes, et où il se trouvait la dernière fois du 11 au 14 septembre 1857, après la terrible inondation, en même temps que O. Henry envoyé par l'Académie impériale de médecine, disait en quittant Neyrac :

« Si nous avions en Allemagne, une semblable richesse « d'Eaux minérales à exploiter, dans un site aussi ravissant « et un climat aussi doux, l'on y dépenserait des millions. »

IIᵉ PARTIE.

DÉSIGNATION, CARACTÈRES PHYSIQUES, DÉBIT ET ANALYSE DES SOURCES.

Les sources minérales de Neyrac sont nombreuses et donnent, d'après le jaugeage de MM. CASTEL et BAUDINOT, Ingénieurs du Corps impérial des mines, du 24 juillet 1859, un débit considérable.

	DÉBIT PAR MINUTE
	litres. c
1° **La source des Croisés**, *dite de la Piscine des Lépreux*, est gazeuse, limpide, abondante et froide (18°).............................	12 »
2° **La source Jaune** (*source Dupasquier*), également froide (20°), est gazeuse, abondante, d'un goût salin très-prononcé ; mais peut se boire mélangée avec le vin............................	3 70
3° **Les sources des Bains**, au nombre de deux réunies dans un seul réservoir, sont très-gazeuzes, très-abondantes et offrent un goût salin un peu métallique. (27° *Thermales*)..................	257 »
4° Près des sources affectées aux Bains, se trouve la source **O. Henry** qui présente les mêmes caractères physiques.........................	17 50
5° A côté de la source des Croisés, on voit une petite source, dite **Source Mazade**, fournissant un dépôt orangé assez considérable et qui n'est pas encore captée ni jaugée........................	» »
6° Neyrac possède en outre une source alcaline, (**Source Célestine**) gazeuse, froide assez abondante et qui présente les mêmes caractères que la **Source Marie** de Vals......................	12 38
7° **La source du Pont de Neyrac** (*Eau de table*), est froide, gazeuse, magnésienne..........	2 »
TOTAL du débit par minute......	304 58

Analyse de la source des Bains.

Par M. Ossian Henry, 1852.

Acide carbonique libre (Lefort)......	1 lit.	812
Bi-carbonate de chaux...............	0 gr.	847
— de soude...............	0	466
— de magnésie............	0	285
— de potasse.............	0	150
Silicate de soude et de potasse...... — d'alumine et de zircone......	0	038
Sulfate de chaux et de soude.........	0	150
Chlorure alcalin....................	0	039
Bi-carbonate de fer.................	0	014
Manganèse, iodure..................	traces.	
Oxyde de titane (uni au fer).......... Arsenic (uni au fer)................ Nickel et colbalt (carbonatés?)...... Phosphate terreux................. Matière organique bitumeuse.......	0	110
	2 gr.	099

L'Académie de médecine, dans sa séance du 29 juin 1852, a autorisé l'exploitation des Eaux de Neyrac ; on remarque ce passage à la fin du rapport de sa commission. « La composition de l'eau minérale de Neyrac (source des Bains) la place donc parmi les eaux acidules-alcalino-terreuses et ferrugineuses. Elle est remarquable en outre par la présence de principes qui n'avaient point encore été signalés dans les eaux minérales. »

IIIe PARTIE.

ACTION PHYSIOLOGIQUE

DES EAUX DE NEYRAC.

Les Eaux de Neyrac se prennent en boisson et en bains ; et c'est sous ce double point de vue que nous allons les envisager.

1° BOISSONS.

1° Action sur la peau. — A la dose de quelques verres, elles amènent une sudation qui loin de diminuer les forces semble les ranimer.

2° Action sur le système nerveux. — A la suite d'une surexcitation de quelques jours, survient un profond sentiment de bien être, et le système musculaire paraît avoir acquis des forces nouvelles.

3° Action sur l'appareil digestif. — L'appétit est promptement augmenté, les digestions plus actives, et à la suite d'une constipation momentanée, les selles reparaissent plus abondantes, et d'une fétidité spéciale due à leur action dépurative.

4° Action sur l'appareil urinaire. — Les Eaux de Neyrac jouissent d'une grande propriété diurétique.

2° BAINS.

A la température tiède, la peau, sous l'influence des bains, devient douce au toucher et onctueuse au début ; mais après 3/4 d'heure, elle devient rugueuse et se contracte, ce qui indique le moment de sortir de la baignoire.

A la suite de quelques bains, l'action profonde dépurative des Eaux de Neyrac se traduit par des éruptions impétigineuses, pustuleuses, furonculeuses, qui sont le signe avant-coureur d'une guérison prochaine.

IVᵉ PARTIE.

LES EAUX DE NEYRAC

DANS

LEUR APPLICATION MEDICO-CHIRURGICALE.

1° CONSIDÉRATIONS GÉNÉRALES.

Parmi les Eaux minérales naturelles, celles de Neyrac doivent occuper un des premiers rangs, en vertu de l'énergie de leur action sur l'organisme.

Aujourd'hui l'influence salutaire et profonde de cette médication est un fait tellement accepté, qu'il n'est plus possible de le révoquer en doute.

De toutes les contrées de l'Europe, et principalement de l'Espagne, un grand nombre de malades viennent chaque année jouir du bénéfice de ces Eaux minérales.

Des cures merveilleuses sont obtenues, des constitutions débilitées sont rétablies, des maladies chroniques sont enrayées, des convalescences douteuses sont raffermies ; et tous ces avantages, toutes ces guérisons, tous ces bienfaits, sont aujourd'hui une vérité sanctionnée par l'usage.

Sans avoir la prétention d'ériger ici les Eaux de Neyrac en panacée universelle, nous ne craignons pas d'affirmer que beaucoup d'affections, surtout chroniques, contre lesquelles auront échoué les moyens ordinaires de la Thérapeutique, ne résisteront pas à leur action, si on les emploie avec persistance.

2° DES EAUX DE NEYRAC

dans les maladies internes.

D'une manière générale, les eaux de Neyrac peuvent être conseillées toutes les fois qu'il est nécessaire de tonifier les organes, et principalement dans les affections chroniques, qui selon la belle expression de Bordeu, ont besoin d'un remontement général.

Ainsi, elles conviennent dans toutes les Cachexies : qu'elles soient paludéennes, syphilitiques, scorbutiques, scrofuleuses ; dans tous les cas d'Atonie, d'Anémie, d'Asthénie, et dans la faiblesse générale consécutive à de longues affections.

Enfin, par les modifications intimes qu'elles apportent dans l'organisme, elles rendent : aux lois physiologiques leur empire ; à la nature sa réelle influence ; et à l'économie la force nécessaire pour enrayer les éléments morbides.

INFLUENCE DES EAUX DE NEYRAC

dans les affections scrofuleuses.

Les affections scrofuleuses, véritable fléau de l'humanité, occupent le premier rang par leur fréquence dans le cadre nosologique des affections chroniques.

Que cette cruelle maladie ait des liens de parenté avec la syphilis, et avec la tuberculisation ; qu'elle soit héréditaire, ou le résultat de la misère, et des mauvaises conditions hygiéniques : ce que nous devons signaler avant tout, c'est que l'utilité des Eaux de Neyrac, dans cette grave affection, est un fait acquis depuis longtemps.

Cette médication donne pour ainsi dire un coup de fouet à l'organisme, la circulation capillaire se réveille, l'hématose devient plus complète, le sang régénéré charrie dans tout l'organisme des matériaux plus riches. Les principaux appareils de sécrétion fonctionnent plus rapidement, éliminent plus vite les humeurs viciées et les expulsent au dehors. On conçoit facilement, que cet ensemble de modifications continuées pendant quelque temps, mette les scrofuleux dans des conditions les plus favorables à recevoir la profonde influence des Eaux puissantes de Neyrac.

INFLUENCE DES EAUX DE NEYRAC

dans le scorbut.

Broussais, dans l'examen des doctrines médicales, reconnaît que le Scorbut consiste dans une élaboration vicieuse du sang ; évidemment dans une affection si profonde, avec un caractère anémique si prononcé, on ne sera pas étonné des grands avantages que l'on retire de l'emploi des Eaux de Neyrac, en combinant la méthode interne et la méthode externe.

INFLUENCE DES EAUX DE NEYRAC

dans les affections rhumatismales et goutteuses.

Le Rhumatisme articulaire, qu'il soit le résultat d'une inflammation du tissu fibreux articulaire, comme le pensent Pinel et Bichat, ou qu'il soit le type de l'inflammation comme le veut M. Bouillaud, retire un bénéfice réel des Bains de Neyrac, quand il se présente sous la forme chronique, et principalement nerveuse.

La Goutte elle-même réclame l'usage de la même médication ; et ceci n'a rien d'étonnant, si on songe aux liens de parenté qui existent entre ces deux états inflammatoires.

INFLUENCE DES EAUX DE NEYRAC

dans la névralgie sciatique.

La Névralgie sciatique, cette affection si rebelle, est une des localisations les plus fréquentes du Rhumatisme. Tant que cette Névralgie est dans la période d'acuité, il serait imprudent de vouloir la combattre par les Bains de Neyrac ; mais quand elle existe à l'état chronique, l'usage de cette médication amène une prompte guérison.

INFLUENCE DES EAUX DE NEYRAC

dans les affections du tube digestif.

Les maladies du tube digestif sont en général assez sensiblement modifiées par l'usage des Eaux de Neyrac qui agissent en rétablissant les fonctions assimilatrices, et en rendant l'énergie au système nerveux. Les Embarras gastriques, les Faiblesses d'estomac, la Dyspepsie, l'Apepsie, la Gastralgie, la Gastro-Entéralgie, sont souvent enrayées à la suite de l'emploi de cette médication, soit en bains, soit en affusion, soit en y joignant l'usage interne de l'eau minérale.

Quoique les Eaux de Neyrac aient en général pour effet de constiper, pendant les premiers jours surtout, elles n'en ont pas moins une action très-salutaire contre les Constipations chroniques.

Trois malades affectés de cette grave indisposition depuis plusieurs années, ont été radicalement guéris par l'usage interne et externe des Eaux de Neyrac. Chez le plus jeune d'entre eux, des environs d'Aubenas, la Constipation était telle, quelle avait amené chez le malade des Palpitations de cœur très-violentes. Les Eaux de Neyrac après avoir provoqué des moiteurs fétides et abondantes, ont produit sur ses deux jambes, des éruptions furonculeuses et impétigineuses, qui ont entièrement dégagé les intestins, et fait disparaître la Constipation.

INFLUENCE DES EAUX DE NEYRAC

dans les affections des voies respiratoires.

Un grand nombre de maladies du larynx et des bronches, ont été avantageusement modifiées, plusieurs radicalement guéries par l'usage des bains, des eaux en boisson, et des inhalations du gaz acide carbonique à Neyrac.

INFLUENCE DES EAUX DE NEYRAC

dans les affections nerveuses.

1° **Névropathie.** — Cet état général qui sert de type à toutes les manifestations morbides du système nerveux, est subordonné à une foule de causes, les unes d'un ordre moral, les autres d'un ordre physique. Tantôt il dépend de la constitution même du sujet, tantôt il est consécutif à une maladie profonde, et lié à une altération du sang comme l'Anémie et la Chlorose; enfin il peut résulter de longs travaux intellectuels, de l'hérédité et de l'abus des plaisirs.

Quelle que soit la cause, l'effet est en quelque sorte le même, et les phénomènes qui se présentent ont entre eux la plus parfaite analogie.

Dans cette circonstance, les Bains de Neyrac sont parfaitement indiqués, et de belles guérisons ont été obtenues depuis plusieurs années.

2° **Paralysies.** — Pour se servir avec quelque succès des Bains de Neyrac dans la Paraplégie, non seulement il faut employer ce moyen avec persévérance, mais encore il faut attendre que l'altération médullaire soit guérie, et alors seulement on traite avec un avantage marqué la Paralysie des membres inférieurs qui en est presque toujours la conséquence.

Dans les Paralysies symptomatiques de lésion matérielle du cerveau, il faut également attendre la cicatrisation, et ne commencer le traitement que longtemps après une attaque d'hémorrhagie cérébrale.

3º **Chorée.** — Cette maladie si souvent rebelle a été quelquefois enrayée d'une manière aussi prompte que complète, par les Eaux de Neyrac.

Le traitement doit avoir à remplir deux ordres d'indication : Abréger la durée de la maladie, tempérer les symptômes dans les cas de danger immédiat, ou parer à un péril imminent en modérant à tout prix l'exagération des mouvements convulsifs, lorsque leurs conséquences sont de nature à compromettre la vie du malade.

Les Eaux de Neyrac, employées sous toutes les formes : bains, douches, affusions, répondent parfaitement à toutes ces indications.

4º **Epilepsie.** — Dans l'Epilepsie, maladie assez commune, on a quelquefois constaté une légère amélioration dans la fréquence et dans l'intensité des manifestations nerveuses, sous l'influence des bains et des douches de Neyrac.

5º **Hypocondrie.** — Ce qui caractérise principalement cette singulière affection, dit Georges : ce sont, la multiplicité et la mobilité des désordres accusés par les malades et les souffrances excessives dont il se plaignent sans cesse, mis en opposition avec le peu de danger de leur état et les apparences extérieures d'une santé presque toujours assez bonne. Dans cette affection il faut conseiller le séjour à la campagne, un bon air, et des bains minéraux d'une action puissante. Toutes ces conditions se trouvent réunies à Neyrac, où cette maladie du système nerveux a toujours été sensiblement modifiée.

INFLUENCE DES EAUX DE NEYRAC

dans l'anémie, la chlorose, la leucorrhée, la dysménorrhée et l'aménorrhée.

Dans l'Anémie, affection profonde caractérisée par l'appauvrissement du sang, et qui est dépendante, soit d'une cause constitutionnelle, soit d'une cause pathologique, l'emploi des Eaux de Neyrac est d'une réelle efficacité.

L'indication de cette médication est également conseillée dans le traitement de la Chlorose, cette affection si commune chez la femme depuis la puberté jusqu'à l'âge critique, à toutes les périodes de la maladie.

Dans la Chlorose commençante, dans la Chlorose confirmée, les malades se trouvent admirablement bien d'une ou plusieurs saisons des Bains de Neyrac (1).

Dans l'Aménorrhée, dans les Leucorrhées, dans les Dysménorrhées, affections qui sont souvent sous la dépendance de l'Anémie, les Bains de Neyrac se recommandent d'une manière particulière, et de nombreux exemples de guérison ont été constatés dans ces diverses maladies.

INFLUENCE DES EAUX DE NEYRAC

dans les dermatoses (affections de la peau).

C'est principalement dans le traitement des maladies de la peau, que les Eaux de Neyrac donnent des résultats que l'on

---

(1) L'époque de l'établissement de la fonction menstruelle joue un grand rôle dans la santé de la jeune fille ; et lorsque sous l'influence d'une santé chétive et d'un tempérament lymphatique éxagéré, la nature ne peut conquérir ses droits, sous la douce influence des bains de Neyrac, on voit les règles venir, et bientôt toutes les fonctions s'exercer avec une régularité parfaite.

chercherait vainement dans les autres établissements de la France (1).

Que les Dermatoses soient congénitales, diathésiques ou pathologiques, strumeuses ou syphilitiques, les Bains de Neyrac les guérissent en général avec une rapidité vraiment merveilleuse.

On prescrit avec succès la médication minérale, interne et externe, contre les éruptions cutanées qui revêtent la forme sèche, tels sont surtout d'après Biett : le Prurigo, le Psoriasis, le Lichen, le Pityriasis, et l'Impetigo chronique.

Le Prurigo se complique assez souvent d'éruptions furonculeuses, et il devient surtout plus long à guérir lorsqu'il a pour siége l'anus et les organes génitaux.

Les Lichens simples, *Agrius*, *Urticatus*, *Circonscriptus*, exigent presque toujours un traitement prolongé.

Le Pityriasis *versicolor* et le Pityriasis *capitis* cèdent en général assez promptement à l'aide des bains et des lotions.

L'Impetigo chronique disparaît assez facilement lorsqu'il n'est pas trop ancien, et qu'il est lié surtout à l'état lymphatique du sujet.

Les Eczéma avec leurs variétés, *simplex*, *rubrum*, *impétigineux*, ont besoin d'un nombre considérable de bains et de l'usage de l'eau à l'intérieur pour obtenir de sérieuses modifications.

---

(1) « Depuis longtemps les Eaux sulfureuses semblent avoir le privilége
« d'être employées pour les affections cutanées ; or, l'analyse ne nous a pas permis
« de découvrir dans l'Eau de Neyrac la plus légère trace d'un composé sulfuré
« quelconque.

« Lorsque nous comparons les effets thérapeutiques de l'Eau de Neyrac,
« avec ceux des Eaux boueuses et sulfureuses de St-Amand, nous ne pouvons
« nous empêcher de nous demander : si c'est bien par les principes minéralisa-
« teurs dissous dans l'eau qui fait le sujet de ce travail, ou par ceux tenus en
« suspension, qu'elle agit. Il y a là évidemment pour la médecine toute une série
« d'expériences, sur lesquelles nous appelons d'une manière particulière son
« attention. » (LEFORT, *Journal de Pharmacie et de Chimie*. Octobre 1857).

Enfin la Mentagre ou Sycosis, quoique d'une tenacité remarquable, a été guérie plusieurs fois après une saison prolongée.

La durée du traitement des maladies de la peau est très-variable ; elle dépend de la situation, de la forme, de la nature et de l'ancienneté de l'éruption ; et plusieurs saisons sont souvent indispensables pour obtenir une cure radicale.

On doit même dans certains cas recommencer le traitement, bien que la maladie paraisse être entièrement disparue, car il n'est pas d'affections dont les récidives soient plus fréquentes.

En terminant, rappellons-nous que la médication interne et externe de Neyrac, s'adresse plus encore à la Diathèse à laquelle se lie la Dermatose, qu'à l'élément anatomique de la maladie cutanée.

3° DES EAUX DE NEYRAC
dans les affections chirurgicales.

D'une manière générale : toutes les fois qu'il y a gêne dans la flexion ou dans l'extension ; qu'une articulation est privée de mouvement ; qu'il reste de la difficulté dans la motilité des membres par suite de blessures anciennes, de Luxations, d'Entorses, de Fractures ou de Rhumatismes chroniques : les Eaux de Neyrac, soit en bains, soit en lotions, soit en douches, soit en irrigations, ont toujours été vivement recommandées.

Manifestations de la Scrofule. — Toutes les manifestations de la Scrofule, telles que les Keratoconjonctivites chroniques, (1) l'Ozène Ulcèreux, les Otorrhées chroniques,

---

(1) Dans les Ophthalmies scrofuleuses, les bains et les lotions d'Eau de Neyrac obtiennent toujours de grands succès ; et l'année dernière, un enfant de Privas atteint d'une Ophthalmie double, de nature scrofuleuse avec suppuration, occlusion et gonflement des paupières, a été radicalement guéri après un court séjour.

certaines Fistules lacrymales, les Abcès froids superficiels et profonds, les Trajets fistuleux qui succèdent à leur ouverture chirurgicale ou spontanée, les Décollements de la peau consécutifs ; toutes ces maladies trouvent dans les divers modes d'application des Eaux de Neyrac une médication spéciale qu'aucun autre traitement ne saurait remplacer avantageusement.

Ulcères chroniques. — Il ne faut jamais s'arrêter devant un certain degré d'excitation, car la propriété des Eaux de Neyrac est de faire passer les Plaies de l'état chronique à l'état aigu, et de faire naître une inflammation provisoire sans laquelle il n'y a pas de guérison possible.

Ainsi, avant de se cicatriser, les Ulcères deviennent vermeils, saignent quelquefois, donnent un pus plus épais ; et à la suite de cet état phlegmasique, par le simple repos, tout rentre dans l'ordre naturel, et la cicatrisation marche lentement, mais d'une manière certaine et définitive.

Blessures anciennes. — Cicatrices temporaires. — Plaies fistuleuses. — Les Eaux de Neyrac sont d'une utilité incontestable dans certains cas de cicatrisation incomplète ou temporaire de blessures anciennes.

Une fois formées, les Cicatrices peuvent devenir le siége de maladies plus ou moins sérieuses.

Quelquefois des douleurs se font sentir aux changements de saison, et sont dues, dans quelques circonstances, à l'emprisonnement d'un filet nerveux. Parfois la Cicatrice s'ouvre à certaines époques de l'année, soit qu'il y ait un corps étranger dans la Plaie, soit qu'il se forme des Abcès consécutifs sous l'influence d'une inflammation profonde.

Enfin dans quelques cas on a affaire à de véritables Plaies fistuleuses entretenues, soit par des corps étrangers, soit par des affections osseuses chez des sujets lymphatiques affaiblis par des maladies antérieures.

Dans ces divers cas, les bains, les douches, les irrigations d'Eau minérale de Neyrac, sont autant d'indications spéciales qui ont chez les malades la plus heureuse influence, et qui donnent parfois des résultats vraiment inespérés. (1)

Adénite cervicale. — L'Adénite cervicale, et tous les Engorgements glandulaires en général, sont dus à deux causes, dont l'une consécutive à une inflammation, est très-rare, l'autre de nature scrofuleuse est excessivement commune.

On peut dire d'une manière certaine que les Bains de Neyrac doivent être vivement préconisés dans ce genre d'affection.

Non seulement sous leur influence les ganglions diminuent, mais encore l'état scrofuleux, cause très-fréquente de cette expression morbide, en se modifiant d'une manière sensible, empêche le retour de ces manifestations externes, si souvent rebelles aux efforts de la Thérapeutique.

Varices. - La dilatation permanente des veines, qui porte le nom de Varice, reconnaît en général pour cause la compression, la station verticale prolongée, et dans quelques cas

---

(1) Pierre Audibert soldat au 3me régiment de Zouaves, fut blessé au mamelon vert en Crimée par un coup de feu à la cuisse gauche. Après un séjour de 15 mois dans les hôpitaux ou ambulances, il en sortit sans qu'on eut pu retrouver la balle malgré des débridements multiples. Arrivé aux bains de Neyrac en 1855, sous l'influence énergique des Eaux minérales, un phlegmon avec suppuration consécutive amena la sortie d'un fragment de Bidon introduit dans la plaie par le projectile, et plus tard, par la force éliminatrice communiquée, la sortie définitive de la balle et la guérison complète.

une véritable Diathèse variqueuse. Dans cette circonstance on peut s'adresser avec avantage aux Bains de Neyrac (1).

Rétraction musculaire. — Dans les Rétractions musculaires après la Cicatrisation des Plaies tendineuses, les Eaux de Neyrac, soit en bains, soit en douches, soit en irrigations, rendent de très-grands services, pour ramener la motilité et tonifier les tissus.

Hydarthrose. — L'Hydarthrose, affection due à l'accumulation de la Sérosité ou de la Synovie dans les articulations, reconnaît pour origine, des Diathèses spéciales ou des Lésions traumatiques. L'Hydarthrose du genou qui est la plus fréquente, se termine quelquefois par résolution, mais très-souvent la persistance de l'épanchement amène des désordres articulaires qui donnent naissance à la Tumeur blanche. (2 et 3).

---

(1) Un ancien Magistrat en retraite (de l'Auvergne) a pu ainsi après une saison de 40 jours passés à Neyrac, où il prit une trentaine de bains, après des applications de compresses imbibées de l'Eau de la Piscine, qui se sont prolongées pendant tout l'hiver suivant, retrouver l'usage de sa jambe, qu'une énorme Varice avait en quelque sorte paralysée.

(2) Une Demoiselle d'Aubenas âgée de 20 ans, à la suite d'une brusque suppression, résultat d'une imprudence commise par cette jeune fille à l'époque menstruelle (elle avait pris un bain de pied glacé pour assister à un bal), fut atteinte d'une Hydarthrose au genou. Son corps et sa figure furent recouverts d'éruptions furfuracées, en un mot les suites de son étourderie furent tels que le chirurgien en chef de l'Hôtel-Dieu de Lyon, auquel elle fut confiée pendant six mois, conservait peu d'espoir de guérison. Arrivée à Neyrac en 1852 elle vit peu à peu les graves symptômes de la maladie disparaître, la tumeur céda à l'action des Eaux à la fin de la 1re saison, et en 1853 une nouvelle saison balnéaire la rétablit entièrement et lui permit de se marier.

(3) Un Capitaine d'Infanterie atteint de Tumeur blanche qui l'obligeait à faire usage de béquilles, venu à Neyrac l'an dernier, en est parti presque complètement guéri à la suite d'une seule saison.

Enfin dans les cas les plus heureux, l'épanchement disparaît, et il ne reste plus que de la raideur. Dans tous ces cas, les douches et les bains d'Eau minérale de Neyrac sont très-utiles comme traitement général en reconstituant l'économie.

Affections des organes génito-urinaires. — Dans quelques maladies des organes genito-urinaires, telles que : le Catharre de la vessie, l'Anémie testiculaire, les Rétrécissements uréthraux, les affections de la Prostate et la Spermatorrhée, on a pu enregistrer un grand nombre de succès.

Vᵉ PARTIE.

EFFETS THÉRAPEUTIQUES

DES

BOUES NATURELLES DÉPOSÉES PAR LES EAUX

DE NEYRAC.

Il y a seize ans que l'on s'occupe des expériences sur les effets thérapeutiques des Boues de Neyrac, et voici les résultats auxquels on est arrivé.

Les principaux de ces résultats sont constatés par deux médecins éminents :

1º Par M. le Docteur Boyer, chirurgien en chef de l'Hôtel-Dieu de Marseille.

2º Par M. le Docteur Gailleton, chirurgien en chef de l'Hospice de l'antiquaille à Lyon.

Voici ce que constate M. le Docteur Gailleton dans une note signée de lui que nous copions textuellement :

« 1º *Les* Boues blanches *employées sous forme de pomma-*
« *des, jouissent d'une efficacité réelle dans le traitement des*
« *affections sécrétantes de la peau, Eczéma, Impétigo, et les*
« *maladies qui se présentent sous la forme aigue.*

« 2º *Les Scrofules Ulcérées ont été améliorées, quelquefois*
« *même guéries, par la* Poudre rouge *employée soit en nature,*
« *soit sous la forme de bains* ».

Ces résultats vraiment remarquables, ont été confirmés par une lettre, en date du 10 juin 1864, que M. le Docteur Boyer de Marseille écrivit, après une suite de nombreuses expériences dans les hôpitaux de cette ville.

Les POMMADES DE NEYRAC sont employées également avec succès contre les anciennes Plaies ou Ulcères chroniques, dont elles hâtent la guérison, contre les crevasses des seins, contre les brûlures au premier degré, contre les engelures au début.

Enfin les POMMADES DE NEYRAC calment par des frictions réitérées les douleurs violentes de certains Rhumatismes articulaires, modifient les Hydarthroses et les Tumeurs blanches.

Les BOUES NATURELLES ROUGES employées en grands bains, à la dose de 50 grammes de poudre porphyrisée et passée au tamis, et de 20 à 25 grammes par chaque nouveau bain, en laissant l'ancien précipité au fond de la baignoire, produisent à peu près les mêmes effets que les bains d'Eau minérale elle-même (1).

En Pédiluves pris à haute température, à la dose de 15 à 20 grammes de boue porphyrisée, les BOUES ROUGES ont ramené les menstrues supprimées chez plusieurs jeunes filles (2).

---

(1) Deux Rhumatismes entés sur des constitutions nerveuses et irritables, parmi lesquelles un Rhumatisme goutteux chronique qui remontait à 1854, ont été tellement améliorés que les deux malades ont pu reprendre leurs occupations après une quinzaine de bains.

(2) Une jeune fille affaiblie par les Fleurs blanches fut complètement délivrée de cet écoulement après 12 bains de Boue de Neyrac.

GAZ ACIDE CARBONIQUE

DES SOURCES ET DES MOFFETTES DE NEYRAC.

Comme il s'échappe une grande quantité d'acide carbonique, soit des Sources de Neyrac, soit des Moffettes, on pourrait parfaitement, suivant l'avis de MM. Mistcherlich de Berlin et Herpin de Paris, le recueillir dans des gazomètres spéciaux, et l'utiliser pour fonder un établissement de bains, douches, et d'inhalations gazeuses.

SOMMAIRE

	Pages.
Ire Partie. — Notice historique et thérapeutique	1
IIe Partie. — Désignation, caractères physiques, débit et analyse des sources	4
IIIe Partie. — Action physiologique	6
IVe Partie. — Les eaux de Neyrac dans leur application médico-chirurgicale	7
Ve Partie. — Effets thérapeutiques des *boues naturelles* déposées par les eaux de Neyrac	20

www.ingramcontent.com/pod-product-compliance
Lightning Source LLC
Chambersburg PA
CBHW060532200326
41520CB00017B/5206